AVIS

TRÈS-IMPORTANT

AUX

PERSONNES

ATTAQUÉES

DE HERNIES OU DESCENTES.

Par M. LE ROUGE, Docteur en médecine, médecin du Roi, Chirurgien du Collège de Paris, Chirurgien interne de l'Hôtel-Dieu, & successeur de M. de la Genevrière.

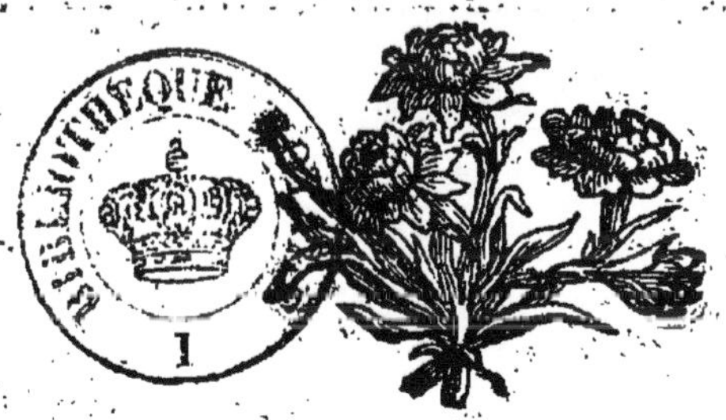

A PARIS;

Chez l'AUTEUR, Marché-Neuf, près l'église S. Germain-le-Vieux, en la Cité.

M. DCC. LXXXIV.

Avis aux personnes bienfaisantes.

Il existe dans les campagnes une multitude innombrable d'habitans indigens affligés de hernies, qui, faute d'un bandage dont ils ne peuvent faire l'acquisition, mènent une vie malheureuse, & la terminent dans des accidens affreux. J'offre de leur en fournir, non pas *gratis*, ma fortune ne peut seconder mon zèle, mais à un prix si modique, qu'on sentira bien que je n'y gagnerai pas une obole. Pour cela on chargera le Chirurgien du lieu de marquer les circonstances de la descente, l'endroit & le côté où elle est, & la grosseur du sujet prise juste avec un fil sur le contour qui doit recevoir le bandage ; & l'on me fera passer le tout par une lettre qu'on aura la bonté d'affranchir. L'indigence du malade sera attestée par MM. les Curé & Chirurgien du lieu.

AVIS
TRÈS-IMPORTANT
AUX
PERSONNES
ATTAQUÉES
DE HERNIES ou DESCENTES.

PRÉFACE.

L'ART de guérir est si immense qu'il est impossible qu'un homme, quelque vaste que soit son génie, quelle que soit son application & la longueur de sa vie, puisse en approfondir toutes les parties. Quand on veut entreprendre tout, on est médiocre en tout. Ce seroit donc un avantage pour l'art, & un bonheur pour l'humanité, si chacun de ceux qui le professent s'appliquoit à une seule partie.

Ayant consacré spécialement ma vie & mes travaux à la connoissance & au traitement des maladies du bas-ventre, & ayant remarqué que les personnes attaquées de

hernies étoient exposées à chaque instant
à une infinité d'accidens funestes, dont
elles pourroient elles-mêmes se garantir si
elles avoient sur leur état des avis & des
instructions qui fussent à leur portée, j'ai
entrepris ce petit ouvrage en leur faveur

Elles n'y trouveront pas ce qu'il est inutile qu'elles sachent, ni ce qui seroit inin-
telligible pour le plus grand nombre. Ainsi
elles n'y rencontreront pas de détails ana-
tomiques, qu'on ne conçoit jamais bien
qu'autant qu'on a les parties sous les yeux,
spectacle qu'elles ne veulent ou ne peuvent
se procurer; ni composition de bandage
qu'elles n'ont point envie de fabriquer.
Mais elles y apprendront quelle est l'im-
portance de leur maladie, les précautions,
les-soins & les attentions qu'elle exige de
leur part, les suites funestes qui peuvent
résulter de l'indifférence que plusieurs ont
sur leur état, de la fausse honte qui les em-
pêche de le déclarer, du peu de choix
qu'elles mettent dans les secours qui leur
sont nécessaires, de la confiance aveugle
qu'elles accordent à des charlatans qui les
leurrent & les exposent à périr par la
vaine promesse d'une guérison radicale
dans des cas où elle est absolument impossible. Enfin, elles sauront qu'il existe
dans les campagnes des scélérats qui mu-
tilent une infinité d'enfans, à qui ils font

la castration en persuadant qu'ils les guérissent de la descente.

De toutes les parties de la chirurgie, celle qui comprend les hernies est, sans contredit, la plus importante, la plus étendue & la plus difficile. Rien n'est étranger au traitement qu'elles exigent. Il faudroit que celui qui s'en occupe fût toujours instruit de toutes les parties de la chirurgie & de la médecine ; qu'il fût imbu de leurs grands principes, qu'il en eût médité les grands objets, & qu'il joignît à tout cela un génie vraiment mécanicien qui lui suggérât des secours variés comme les indications qu'il trouve à remplir.

C'est ainsi qu'avec des connoissances profondes dans toutes les parties de l'art de guérir, *Arnaud*, maître en chirurgie, se donnant à celle-ci lui fit faire les plus grands progrès, & qu'il acquit bientôt ce coup d'œil, ce tact, ce discernement & cette adresse dans le traitement de ces maladies, & les opérations qu'elles exigent, qui le rendirent le chirurgien herniaire le plus expérimenté, & le seul que ses confrères mêmes appellassent dans les cas les plus difficiles.

Depuis dix-sept ans que j'exerce la chirurgie dans l'Hôtel-Dieu de Paris, guidé par mon respectable chef M. *Moreau*, & par son digne successeur M. *Ferrand*, j'ai

fait mes efforts pour marcher fur les traces
de cet homme juftement célèbre dans la
cure des hernies, & dans celle des maladies des parties de la génération de l'un &
l'autre fexe. Je n'ai jamais vû une de ces maladies qui offrît quelques particularités,
fans en tenir note; & chaque jour j'exa-
mine encore, à la falle des morts de cet
hôpital, les cadavres des perfonnes qui en
étoient affligées.

On ne peut eftimer le fruit qu'on tire
de ce genre d'étude, & combien il dirige
fûrement dans la pratique. Tout s'éclaircit
fous le fcalpel de l'anatomifte. La nature &
l'état des parties qui formoient la hernie,
la difpofition de l'ouverture par laquelle
elles fortoient, celle du fac qui les ren-
fermoit, leur pofition après leur réduction; les maladies les plus cachées du rectum, de la matrice, du vagin, de la veffie,
du canal de l'urèthre; tous ces obftacles au
cours de l'urine qui font fouvent auffi em-
barraffans pour le chirurgien que terribles
pour les malades, enfin, les léfions du tef-
ticule dont les fuites font fi fâcheufes, tout
fe montre à découvert.

De toutes ces obfervations, l'homme
inftruit déduit des procédés variés, méthodiques & efficaces pour chaque cas en par-
ticulie. Elles m'ont appris à diftinguer ceux
où l'on peut raifonnablement efpérer une

cure radicale. Je leur dois des succès que je fais connoître dans ce petit ouvrage, ainsi que le remède que j'ai employé, persuadé que rien n'avilit plus un homme voué au soulagement de ses semblables, que de garder le secret en pareille circonstance.

Je prie les personnes de l'art qui emploieront ce remède suivant les règles que j'ai suivies & dans les cas que j'ai désignés, d'avoir la bonté de me faire part de ce qu'ils en obtiendront. Un jour viendra que publiant un travail étendu sur ces maladies, je donnerai leurs observations en leur rendant toute la justice qui leur sera due, & le témoignage de ma reconnoissance.

J'ai renfermé dans cinq chapitres tout ce que j'ai cru qu'il étoit essentiel que sçussent les personnes attaquées de hernies.

Dans le premier, j'ai dit ce qui constate l'existence des hernies.

Dans le second, j'ai indiqué les précautions qu'elles exigent.

Dans le troisième, les moyens de s'en préserver.

Dans le quatrième, le traitement palliatif.

Dans le cinquième, la cure radicale.

CHAPITRE PREMIER.

DE L'EXISTENCE DES HERNIES.

Combien il est important de savoir si on a une Hernie.

ON ne sauroit croire combien de personnes, qui ne s'en doutent pas, sont attaquées de cette maladie. Une grosseur dans l'aine, au nombril, ou ailleurs, dans laquelle elles ne remarquent qu'un léger *gargouillement*, & qui ne leur cause que quelques coliques, semble ne pas mériter leur attention. Cependant les accidens funestes & rapides qui peuvent y survenir, la ressemblance qu'ils ont avec des accidens dépendans de cause toute différente, & avec lesquels il seroit très-dangereux de les confondre, doivent engager à faire à cet égard l'examen le plus prompt & le plus attentif. Quelques instans d'erreur sur la présence d'une hernie peuvent précipiter le malade dans le tombeau, tandis que la hernie reconnue, les secours bien administrés le retireront comme par enchantement des bras de la mort.

Ce que c'est que Hernie.

La hernie est une maladie dans laquelle
des parties qui devroient être renfermées
dans le ventre, en sont sorties & forment
une tumeur à l'extérieur.

Des Hernies abdominales.

J'appelle ainsi celles qui arrivent à la partie
antérieure du ventre, soit à l'aine, au nombril, ou dans quelque point de son étendue.

Causes disposantes de ces Hernies.

On aura lieu de redouter la présence
d'une hernie toutes les fois qu'une cause
quelconque aura pu distendre la paroi du
ventre, relâcher sa texture, l'émincir en
quelque point, & élargir ses ouvertures ;
de sorte que les parties renfermées dans
cette capacité, ne trouvant plus assez de
soutien dans ces points affoiblis, ou ren-
contrant des ouvertures trop dilatées, for-
cent les premiers qui peu à peu prennent
la forme de poches dans lesquelles elles se
logent, ou s'introduisent dans les secondes.
Ces dispositions vicieuses suivront l'embonpoint perdu, la grossesse, l'hydropisie,
tous états après lesquels le ventre tombe
dans l'affaissement. Elles accompagneront
aussi la vie molle & sédentaire, un tempérament phlegmatique & œdémateux, l'u-
sage des alimens relâchans, comme l'huile,

le beurre, l'habitation des lieux humides, marécageux, &c. &c.

Ces caufes, fans le concours des déterminantes, peuvent produire cette maladie. Je fuis confulté tous les jours par des *herniftes* qui en ont fubi l'effet & qui font tout furpris de fe trouver dans cet état, parce qu'ils n'ont fait aucun effort qui ait pu y donner lieu. Les hernies qui en procèdent ne font pas ordinairement accompagnées de douleur, ni d'une réduction difficile, mais elles font moins aifées à contenir, elles guériffent rarement complettement, & font difpofées à prendre en peu de temps un volume confidérable. Je dirai quelles précautions ces caufes exigent dans le chapitre de la cure préfervative.

Caufes déterminantes.

Celles-ci qui femblent fuppofer l'effet des difpofantes peuvent fouvent être feules efficientes de cette maladie. Ces caufes font les efforts d'exercice, de travail, de fonction, de toux, les cris, la colère, &c. Les hernies qu'elles produifent font plus fujettes aux accidens; mais réduites, elles font plus faciles à contenir & guériffent fouvent radicalement.

Siège des Hernies abdominales.

Toute la furface du ventre y eft expofée, mais c'est spécialement à l'aine ou au nombril qu'elles se montrent.

Signes & caractères.

Les hernies se présentent sous la forme d'une tumeur ronde, qui succède à l'une des causes dont je viens de parler, qui ne change point la couleur de la peau du lieu où elle se trouve, qui disparoît lorsqu'on est couché & qu'on la comprime, qui reparoît lorsqu'on l'abandonne, qu'on est debout ou qu'on fait quelque effort. Dans cet état elle produit peu ou point de douleur. Mais si elle reste quelque temps au dehors, elle occasionne des coliques, des tiraillemens, du trouble dans la digestion ; elle affecte le moral, rend triste, mélancolique, de mauvaise humeur & *hargneux*, car c'est de là que vient ce mot. Enfin, s'il survient étranglement aux parties formant la descente, les accidens augmentent, les coliques sont plus considérables, les vomissemens suivent, le ventre se tend, & la mort est prochaine, si l'on n'apporte pas un prompt secours, qui ne se trouve plus que dans une opération dont le succès n'est pas toujours certain.

Les hernies ont une infinité d'autres caractères, de variétés & de différences dont je ne parlerai pas ici, non plus que des tumeurs non herniaires qui arrivent aux mê-

mes lieux qu'elles, & qu'il eſt bien important de diſtinguer. Toutes ces choſes ſe-
roient trop difficiles à ſaiſir par le plus grand
nombre des perſonnes pour qui j'écris ;
d'ailleurs, ce que j'ai dit eſt ſuffiſant pour
leur apprendre à connoître, dans tous les
cas poſſibles, ſi elles ont ou n'ont pas une
hernie, ce que je me ſuis ſeulement propoſé.

De la chûte du fondement.

Cette maladie très-commune chez les
enfans, peu fréquente chez les adultes, eſt
trop facile à reconnoître pour que je la
décrive.

De la Hernie de la matrice.

La matrice eſt un des viſcères du ventre
qui ſont le plus expoſés à former hernie.
Cette maladie a trois degrés : le premier,
ſa *relaxation*, lorſqu'elle tombe dans le
vagin ; le ſecond, ſa *deſcente*, lorſqu'elle
ſe montre à l'orifice de la vulve ; le troi-
ſième, ſa *précipitation*, c'eſt lorſqu'elle eſt
tout-à-fait au dehors.

Signes.

Cette maladie eſt facile à reconnoître.
Le doigt qui ſent dans le vagin une tumeur
ronde, ou l'œil qui en voit une au dehors
de forme cylindrique, dont l'extrémité
préſente un bourrelet aſſez dur & fendu tranſ-

versalement, en conftatent facilement l'exif-
tence. Ajoutez à cela, qu'elle remonte ou
defcend fuivant qu'on eft debout ou couché ou qu'on la repouffe, qu'elle caufe des
tiraillemens plus ou moins douloureux dans
la région des reins, de la gêne dans le vagin, un poids fur le rectum, & qu'elle
nuit au cours des urines.

De la Hernie du vagin.

Elle confifte dans un gonflement de fa
fubftance qui écarte fa membrane interne,
& la fait paroître entre les grandes lèvres
& même plus bas.

Signes.

Elle fe préfente fous la figure d'une tumeur ronde, quelquefois d'un bourrelet de
couleur vermeille irrégulièrement pliffé, &
qui occafionne des ténefmes & de la diffi-
culté d'uriner.

CHAPITRE II.

Des précautions qu'exigent les Hernies.

Une hernie traitée comme il convient
n'abrégera pas la vie d'un inftant, mais une
hernie négligée peut faire mourir en bien
peu de temps : les perfonnes qui en font
affligées ne fauroient donc prendre trop de
précautions.

1°. Toute leur attention doit se porter sur ce que les parties qui forment la descente soient réduites au plus tôt, & maintenues dans cet état de réduction par des moyens que j'ai donnés dans le chapitre IV.

2°. Elles s'apprendront à faire elles-mêmes cette réduction de parties & l'application du bandage.

3°. Le bandage posé & faisant son effet, elles ne le quitteront plus, pas même dans le lit si la hernie reparoissoit quoique couché.

4°. Elles le conserveront sur-tout dans le cas de vomissement ou spontané, ou excité, & de douleur de colique, à moins qu'elles ne soient dues à la pression des parties qui seroient sorties, & se trouveroient sous la pelote du bandage ; dans la toux & dans les efforts qu'on pourroit être obligé de faire pour rendre l'urine ou aller à la garde-robe.

5°. En s'acquittant de cette dernière fonction on se mettra dans une situation telle que les cuisses soient rapprochées, que le corps soit fléchi sur elles & qu'elles soutiennent le ventre ; elles appuieront ainsi contre les ouvertures qui sont aux aines & s'opposeront à la sortie des parties. D'où l'on voit que la position accroupie que l'on prend en satisfaisant ce besoin à terre ou dans un pot bas, est plus naturelle & pré-

férable à celle dans laquelle on fe met fur
un fiège ou des commodités élevés.

6°. On fe tiendra toujours le ventre dans
un état de liberté par le moyen des lavemens.

7°. L'acte conjugal n'exige pas moins
d'attention. On fent combien on s'expofe fi
l'on eft debout & fans bandage.

8°. Il faut conferver fon bandage dans
le bain.

9°. L'émétique doit être interdit aux *her-
nistes*. Si cependant on étoit dans une néceffité abfolue d'en faire ufage, il faudroit
s'appliquer fon bandage de la manière la
plus ferme, & vomir dans une fituation
horizontale, telle que le bas-ventre foit
même plus élevé que la poitrine.

10°. Enfin, on évitera le plus qu'on
pourra toutes les caufes dont j'ai parlé pré-
cédemment.

Les hernies volumineufes & anciennes,
exigent des précautions particulières.

Les parties qui lesforment forties du bas-
ventre depuis longues années, ont, pour
ainfi-dire, perdu leur droit d'habitation ;
elles ne doivent plus y rentrer, leur place eft
occupée. Il exifte dans l'intérieur une nou-
velle difpofition que le temps a en quelque
forte rendue naturelle, & qu'il feroit très-
dangereux de changer. Si les parties qui

font au dehors y rentroient, elles y feroient étrangères, & leur préfence donneroit lieu à des accidens qui feroient périr le malade. C'eft en vain que pour leur faire place on a propofé d'amaigrir le malade par une diète févère. Outre que l'abftinence néceffaire pour opérer cet effet ne feroit pas obfervée fans le plus grand danger par une perfonne bien conftituée d'ailleurs, & qui fentiroit continuellement le befoin de fe nourrir, le replacement des parties ne troubleroit pas moins la digeftion, ne gêneroit pas moins le cours des matières, & n'occafionneroit pas moins des défordres funeftes.

Dans ce cas il n'eft qu'un parti à prendre : c'eft celui de laiffer la hernie fubfifter, de la contenir au dehors avec un fufpenfoir, & de faciliter le paffage des matières qui doivent la parcourir en ufant de lavemens, de boiffons délayantes & laxatives, faites avec le veau, la caffe, le fel d'Epfom, &c. en la maniant & comprimant doucement pour divifer & faire cheminer les matières qui la furchargeroient.

Des Hernies du fondement, de la matrice & du vagin.

Ces hernies exigeant en général les mêmes précautions que celles dont nous avons parlé, quoique d'une manière moins preffante, je n'ajouterai rien de plus. Je dirai feulement, pour la hernie du fondement

en particulier, qu'étant ordinairement occa-
sionnée par des ténesmes qui portent à faire
des efforts violens, on doit éviter tout ce
qui peut les causer & employer tout ce qui
peut les calmer, comme les boissons adou-
cissantes & calmantes, & les lavemens de
même nature. On ne laissera pas non plus
les enfans sur la chaise percée pendant un
temps infini, comme font la plupart des sé-
vreuses.

CHAPITRE III.

DES MOYENS DE SE PRÉSERVER DE HERNIES.

Des Hernies abdominales.

EMPÊCHER une hernie de se former,
ou s'opposer au retour de celle qui est réduite, demandant les mêmes soins, je ne
répéterai pas ici ce que j'en ai dit dans le
chapitre précédent; mais j'ajouterai que
toutes les personnes qui font des travaux
pénibles, des exercices violens, comme
d'équitation, d'armes, de danse, &c. celles
que de longues maladies ont épuisées &
maigries, celles dont la peau du ventre est
devenue flasque & molle après la grossesse, ou l'embonpoint évanoui, celles
qui ont eu quelque plaie au ventre qui en
a éminci la paroi, celles qui sont exposées à

parler avec force & long-temps, à donner de quelques inftrumens à vent, celles
qui font fujettes à la toux, celles qui font
nées de parens *herniftes*, car cette maladie
eft en quelque forte héréditaire, &c. j'a-
jouterai, dis-je, que toutes ces perfonnes
doivent être en garde contre la naiffance
d'une hernie. On doit également la redouter pour les enfans qui font tourmentés
par les coliques, la coqueluche, les rhu-
mes, les pleurs, les cris, la colère, &c.

Néceffité de porter un bandage préfervatif.

Je crois donc devoir confeiller à toutes
les perfonnes qui font dans l'un de ces cas
de porter comme préfervatif un bandage
doux, peu gênant, & fait dans des propor-
tions qui répondent aux ouvertures par lefquelles la hernie pourroit fe former. Sans
cette précaution elles font à chaque inftant expofées à la voir paroître, & à fe trouver dans la fâcheufe néceffité de porter
toute leur vie & avec inquiétude un bandage beaucoup plus gênant : ce qui eft
bien différent.

Une infinité de perfonnes fuivent ce con-
feil & s'en trouvent très bien. Indépen-
damment d'un moyen préfervatif de hernie,
elles trouvent encore dans l'ufage de ce
bandage un foutien qui ajoute à leurs forces, & cette feule raifon les empêcheroit

de le quitter. Combien qui font affligés de hernies qui font le malheur de leur vie, ne feroient pas dans cet état fi elles euffent pris cette fage précaution! Que d'accidens elle peut éviter! L'inoculation de la petite vérole n'a pas tant d'avantages.

Une attention qui me paroît néceffaire encore, c'eft de fe faire vifiter fouvent par un chirurgien inftruit qui juge de l'état des ouvertures par lefquelles la hernie peut fe former. Rien de tout ce qui arrive à ces endroits ne doit être indifférent; le plus léger gonflement, la moindre groffeur, la plus petite gêne, peuvent être l'annonce d'un mal très-grave qu'il eft important de prévenir.

Cette attention n'intéreffe pas moins les enfans, qui par la foibleffe de leur conf-titution, & les mouvemens naturels à cet âge, font plus fujets aux hernies que les adultes.

De la chûte du fondement.

J'ai donné dans le chapitre précédent les moyens de s'en préferver; en parlant des précautions qu'elle demande.

De la Hernie de la matrice & du vagin.

Il eft bien difficile de fe garantir de cette hernie lorfqu'on en eft menacée. Cependant les perfonnes dont les dimenfions du

baſſin ſont très-larges, les parties très-relâ-
chées & abreuvées de fleurs blanches, doivent éviter les efforts violens & garder le
lit long-temps après l'accouchement. Elles
doivent ſe faire traiter pour les fleurs blanches avec toute la prudence qu'elles exigent.

Les femmes qui ſont déjà affectées d'une
relaxation de matrice, en éviteront les autres degrés en ayant ſoin de porter de bonne
heure un peſſaire convenable.

CHAPITRE IV.

De la Cure palliative.

CETTE cure, qui dans quelques circonſ-
tances eſt radicale, conſiſte à replacer les
parties ſorties, par des procédés que je vais
donner, & à les maintenir réduites par
le moyen d'un bandage.

RÉDUCTION DES HERNIES.

Des Hernies abdominales.

Le malade ſera dans une ſituation horizontale telle, que le lieu où eſt la deſcente
ſoit plus haut que le reſte du ventre. On
fléchira la tête ſur la poitrine, & celle-ci
ſur le ventre, de manière que ce dernier
ſoit dans un état de relâchement. On éle-

vera & écartera les cuisses ; puis, on ma-
niera doucement la tumeur en la serrant
près de l'ouverture par où les parties sont
sorties , afin de rendre leur volume plus
petit à cet endroit, & de faciliter leur ren-
trée en comprimant le sommet. Cette opération exige quelquefois une adresse qui en
rend le succès impossible aux malades. Alors
ils ne doivent pas tarder à appeller un
chirurgien instruit & qui y soit exercé.

Quelque méthodiques que soient les ten-
tatives du chirurgien, il éprouve souvent
des difficultés qu'il ne peut vaincre par ce
seul moyen : il faut en mettre d'autres en
usage , & ceux-ci sont différens comme les
obstacles qu'il rencontre.

La différence des deux cas suivans indi-
quera celle des secours.

Premier cas.

Si la hernie est récente, si elle a été
produite par quelques efforts, si le sujet est
d'une constitution ferme & vigoureuse, si
la tumeur est dure & douloureuse, si la
marche des accidens est rapide, si le pouls
est plein, élevé & fréquent, s'il y a des
douleurs dans le ventre, il ne faut pas per-
dre de temps : il faut multiplier subitement
les saignées copieuses, abattre les forces du
malade, le faire même tomber en syncope,
& profiter de cet état pour tenter la réduc-

tion. On appliquera en même temps fur la tumeur & fur une grande étendue de fa circonférence, des cataplafmes émolliens faits avec la mie de pain, la décoction de racine de guimauve & le populeum. Les lavemens émolliens ne feront pas négligés. La réfidence dans le bain de fauteuil, durant laquelle le malade fera faigné, eft d'une très-grande efficacité. Pendant tout ce traitement le malade gardera la fituation horizontale. Quelle que foit fon altération, il boira peu : on fe contentera de lui mettre des tranches d'orange dans la bouche.

Si tous ces moyens étoient infructueux, fi les accidens augmentoient, fi le ventre s'élevoit, fi le malade éprouvoit des naufées, on pourroit tenter de nouveau la réduction, en employant même affez de force ; mais fi la tumeur réfiftoit, il faudroit fur le champ faire l'opération, car ces efforts auroient des fuites fâcheufes fur des parties qui refteroient encore quelques inftans étranglées.

Deuxième cas.

Si la hernie eft ancienne, fi elle fortoit & rentroit habituellement, fi le fujet eft d'une conftitution foible & ralâchée, fi la tumeur n'eft pas douloureufe, fi les accidens ne font pas preffans, qu'il n'y ait que peu de fièvre & quelques légères coliques, l'état inflammatoire n'est point considérable. Alors quelques saignées ménagées, des cataplasmes, des lavemens émolliens, & la situation seront sûrement suffisans pour disposer la hernie à rentrer. Mais s'ils étoient sans succès & qu'on vît les accidens augmenter, il faudroit employer les stimulans à l'intérieur & à l'extérieur. Tels seroient la boisson d'une dissolution de sel d'Epsom à une dose appropriée aux forces & au tempérament du malade, les lavemens purgatifs, la fumée de tabac, les topiques toniques comme l'eau froide, la glace même. Mais si ces moyens ne réussissoient pas, il faudroit faire aussitôt l'opération ; car tel est leur effet, que s'ils manquent d'être salutaires ils deviennent très-dangereux.

De la chûte du fondement.

Cette hernie étant la sortie d'une portion d'intestin retournée à travers l'anus, sa réduction est le rétablissement de cette partie dans le sens qu'elle doit être, & son replacement dans le lieu d'où elle est sortie. L'un & l'autre s'opérent en la faisant rentrer suivant la route qu'elle a tenue en sortant. Voici comment on y procède. On tient entre les doigts de la main gauche la partie sortie, puis on la fait repasser par l'ouverture qui se trouve à l'extrémité en la repouſſant avec le doigt index de la main droite garni d'un linge. On l'introduit dans cette ouverture en y repouſſant la partie ſortie. On l'y porte auſſi avant qu'il eſt néceſſaire & poſſible. Pour l'en retirer on ſoutient les parties réduites avec le pouce & le doigt index de la main gauche. On réitère le même procédé tant qu'il reſte de l'inteſtin à réduire.

De la Hernie de matrice.

La *relaxation* & la *deſcente* ne préſentent guère de difficultés dans leur réduction; ſi on en éprouve c'eſt quelquefois de la part de la *précipitation*. On les ſurmonte par la ſituation horizontale, par la ſaignée, les émolliens à l'extérieur, par les lavemens, & par l'évacuation de l'urine au au moyen de la ſonde.

De la Hernie du vagin.

Celle-ci ſe réduit trop facilement pour que j'en donne la manière.

Moyens de contenir les Hernies.

La hernie réduite on la ſoutient avec un bandage convenable. On en poſe la pelote ſur l'ouverture par où les parties ſortoient, & on l'y fixe d'une manière invariable par le moyen des courroies deſtinées à cet uſage.

Ce

Ce que doit être un Bandage.

Un bandage étant un fecours dont la vie dépend, devroit être une des productions les plus parfaites de la chirurgie ; cependant il n'y a peut-être rien qui en général foit auffi défectueux. Fabriqués fouvent fans règles & fans principes par des ouvriers dont les plus adroits n'ont que quelques vues imparfaites de mécanique, parce qu'elles ne font pas fondées fur la connoiffance de la nature du mal, de la ftructure des parties intéreffées, de la forme de celles fur lefquelles ils doivent s'appliquer, ils ne peuvent avoir qu'une efficacité bien incertaine, fur-tout dans les cas difficiles. Prefque toujours ils appuient où il ne faut pas, ou bien ne compriment pas où il eft néceffaire. D'autres fois ils n'ont point affez de force pour réfifter à l'expulfion des parties, d'où naît une foule d'accidens mortels ; ou bien ils en ont trop, ce qui fait endurer une gêne inutile. Voici en général les attentions qu'on doit avoir dans la compofition des bandages.

1°. Voir fi le malade eft gras ou maigre, fi fa peau eft flafque ou tendue, fi fes feffes font plates ou relevées, s'il a beaucoup ou peu de ventre. Chercher fur le contour qui doit foutenir le bandage la plus petite circonférence, afin qu'y étant appliqué il ne puisse ni monter ni descendre.

2°. Remarquer les endroits qu'on peut comprimer sans danger, & ceux où cela ne se feroit pas sans causer de la douleur, & même plaie.

3°. Avoir égard à la grosseur du haut de la cuisse, & observer les changemens qu'elle apporte à l'aine étant debout ou assis.

4°. Examiner la grandeur de l'ouverture par où les parties sortent, sa forme, sa tension, sa laxité; si elle est garnie de graisse, si la peau qui la recouvre est flasque, si elle est plus ou moins enfoncée.

5°. Juger la force d'expulsion que subissent les parties réduites en appliquant à l'ouverture des doigts accoutumés à l'évaluer, afin de ne donner au bandage que le degré de force nécessaire.

6°. Plus ce degré de force devra être considérable, plus le cercle du bandage devra avoir de longueur; car plus l'appui qu'il prendra sera étendu, moins chaque point en particulier supportera d'effort, plus il aura de solidité & moins il sera gênant.

7°. Toutes ces choses observées, le chirurgien prend une lame de plomb assez épaisse pour garder la forme qu'il lui donnera. Il la moulera bien exactement sur le contour qui doit soutenir le bandage, & le fera suivant cette figure.

9°. On sent que le cercle auquel on donne avec tant de soin la forme qu'il doit avoir, doit aussi être d'une matière qui ne soit point sujette à se déformer.

Il n'est point de bandage, pour les cas difficiles, qui égale par son efficacité celui qui est fait suivant toutes ces règles. C'est en vain qu'on vante tous les jours de nouveaux bandages élastiques qui s'accommodent à toutes les formes, qui prêtent à tous les mouvemens sans laisser échapper la hernie. Si leur composition annonce quelquefois une mécanique ingénieuse, elle prouve en même temps le défaut d'expérience en chirurgie de leurs auteurs. Ces bandages ne peuvent être placés que dans les cas où il ne faut pas opposer une grande résistance à la sortie des parties. Je les y emploie moi-même tous les jours avec le plus grand succès. Mais l'intérêt de l'humanité, l'honneur de l'art & le mien propre m'empêcheront toujours de dissimuler leur insuffisance dans les cas difficiles. Jamais je ne tairai cette vérité qu'une fâcheuse expérience prouve tous les jours : c'est que s'ils ont une souplesse qui les fasse céder à tous mouvemens, ils céderont de même à l'expulsion des parties qui forment la hernie.

Dangers des bandages sans fer.

Je ne garderai pas le silence non plus sur

les dangers des bandages sans fer ni ressort. Leur pelote assujettie par une simple ceinture & par une bande sous-cuisse, ne reste pas constamment appliquée sur l'ouverture, elle se dérange dans les diverses attitudes que l'on prend, & laisse sortir les parties qu'elle comprime ensuite douloureusement, & dispose à l'inflammation, à l'engorgement & à des adhérences qui aggravent la maladie. Les chirurgiens éclairés s'en sont absolument interdit l'usage. Quelques-uns les emploient encore pour les enfans, mais cette pratique est très-dangereuse, & leur prépare des hernies bien difficiles à guérir par la suite.

De l'inutilité, des inconvéniens & des dangers des grosses pelotes.

Les gens dont les connoissances sont bornées, & qui ne jugent des choses que par ce qu'elles offrent à leurs yeux, pensent que le volume de la pelote d'un bandage ajoute à sa force, & que sa grandeur doit être en raison de la grosseur de la hernie. Mieux instruits, ils sauroient que c'est l'ouverture par laquelle sortent les parties qui doit déterminer sa forme & ses dimensions, que la force d'un bandage gît dans son cercle, & qu'une petite pelote soutenue par un cercle bien moulé & bien dirigé sur cette ouverture sera beaucoup plus efficace qu'une grande, & n'en aura pas les inconvéniens. Le bout d'un ou deux doigts foutient mieux une hernie réduite que ne feroit la paume de la main. Outre l'incommodité du volume d'une groffe pelote, elle eft plus expofée, dans les divers mouvemens du corps, à être foulevée & pouffée par fes bords ; d'où réfulte fon défaut d'appui fur l'ouverture qui laiffe échapper les parties, qu'elle comprime enfuite très-douloureufement ; & delà une foule d'accidens très-dangereux.

Des Hernies du fondement, de la matrice
& du vagin.

Si de toutes les hernies, celles-ci font les plus faciles à réduire & les moins expofées à des accidens, elles font auffi plus défagréables, plus incommodes & plus difficiles à maintenir réduites. L'art n'a encore à leur oppofer que des moyens bien défectueux. Je m'occupe dans ce moment de leur perfection : j'ai déjà obtenu des fuccès. Quand je ferai pleinement fatisfait, je ne manquerai pas de le faire connoître.

CHAPITRE V.

De la cure radicale.

CETTE cure feroit celle qui auroit tellement rétabli les parties, qu'on ne feroit plus affujetti à porter de bandage, ou tout au plus qu'un bandage préfervatif.

L'efpérer dans certains cas, feroit une chimère. Ne pas y compter dans certains autres, ce feroit méconnoître le pouvoir de la nature & de l'art. Si l'ignorance qui confond tout, rend le charlatan entreprenant & téméraire, le favoir rend quelquefois le chirurgien trop timide. Avec de la conftance, de l'application & de la méthode, on réduit bien le nombre des chofes impoffibles. Perfuadé de cette vérité, j'ai entrepris de favoir jufqu'à quel point & dans quelles circonftances on peut compter fur le fuccès de la cure radicale des hernies.

Je me fuis fait un plan d'étude fondé fur ces trois principes. Développer la nature du mal par l'examen anatomique, chercher des remèdes qui répondent aux indications, & faire des expériences. J'en fuis à ce dernier point, & j'ai déjà obtenu des fuccès dans des cas où la feule nature n'auroit pas fuffi ; car dans toute

guérison, si l'on ne veut point errer, il
faut distinguer ce qui appartient à la nature & ce qui est un effet de l'art.

L'on pourroit s'abuser sur les proprié-
tés d'un remède tel que celui que je donne, si on le jugeoit d'après des succès
obtenus sur de jeunes sujets dans des hernies recentes produites par un effort, puis-
qu'elles guérissent assez ordinairement,
après un temps plus ou moins-long, par
la seule application d'un bandage qui s'op-
pose constamment à leur sortie. On ne
seroit pas mieux fondé à douter de son
efficacité, s'il avoit été sans effet sur des
hernies volumineuses, habituelles & anciennes, dont l'ouverture par laquelle
sortent les parties est très-large, & le sac
qui les reçoit très-épais. En osant entreprendre leur cure radicale, on dégrade
son art, on s'avilit soi-même, & l'on prouve
qu'on n'a pas connoissance de la maladie
qui ne demande qu'un traitement palliatif. Aussi n'est ce que d'après les succès
que j'ai eus dans des cas intermédiaires,
que j'atteste l'efficacité du remède dont
voici la composition.

$\textrm{R}$ Farine de tan $\left.\right\}$
Arcanson $\qquad$ $\tilde{aa}$ .... ℥ij.
Colcothar .... ℥j.
Suif .... ℥ß.

F. S. A. empl. dur.

Cet emplâtre eſt, comme on voit, éminemment aſtringent. Je le rends ſouvent irritant en y ajoutant l'euphorbe à une doſe plus ou moins forte, ſuivant que la partie ſur laquelle il s'applique eſt plus ou moins diſpoſée à l'inflammation légère que j'excite toujours, & que j'entretiens quelque temps. Pendant tout ce traitement, je m'oppoſe fortement à la ſortie des parties par un bandage aſſez ferme, par le repos & même par la ſituation horizontale que je fais garder au malade, quoique quelques-uns ſe ſoient trouvés parfaitement guéris ſans s'être aſſujettis à cette dernière condition.

Tout apothicaire peut faire cet emplâtre. M. La Cour, apothicaire très-inſtruit & très-exact, demeurant près l'Hôtel-Dieu de Paris, me le prépare.

En donnant ce remède au public, je ne prétends pas que les perſonnes de l'art à qui je le préſente n'en euſſent compoſé un équivalent. Le difficile de l'art n'eſt point de trouver des remèdes, on n'en a que trop; mais c'eſt de connoître les maladies & les cas où ils conviennent. C'eſt donc pour acquérir, de plus en plus, ce précieux ſavoir, & marcher avec plus de ſûreté & de ſuccès dans la carrière que je parcours, que je me fais un devoir de leur rendre compte de ma conduite, & que je les prie de m'aider de leurs lumières & de leur expérience.

Je ne parlerai point ici des diverfes opérations qu'on a propofées pour la cure radicale des hernies : auffi dangereufes qu'incertaines, on doit defirer qu'elles reftent pour toujours dans l'oubli. Nous avertiffons feulement les perfonnes attaquées de hernies de ne jamais fe foumettre à aucune de celles qu'on pourroit leur propofer.

Je me tairai également fur tous ces emplâtres ou autres topiques que l'ignorance ou la cupidité renouvelle de temps en temps, & préfente myftérieufement fous différentes formes. Accrédités par l'intrigue, vantés par l'enthoufiafme, ils ont pu quelquefois féduire même les maîtres de l'art, & ufurper la confiance & la protection du gouvernement, dont la bienfaifance trompée n'a pas héfité à en faire l'acquifition ; mais tel eft le fort de ces remèdes, que leur fortune ne dure qu'autant que l'illufion fubfifte. Sont-ils connus, la raifon les juge & ils font abandonnés. Tel a été le fort du remède de *Cabrières*, & de tant d'autres ; & tel fera toujours celui des remèdes des intriguans qui les compoferont fans connoiffance & les adminiftreront fans difcernement.

F I N.

TABLE.

Fin de la Table.

APPROBATION.

J'ai lu par ordre de Monseigneur le Garde-des-Sceaux un manuscrit qui a pour titre : *Avis très-important aux personnes attaquées de Hernies ou Descentes*, par M. Le Rouge, docteur en médecine, médecin du roi & chirurgien du collège de Paris. Les lumières de l'auteur & l'experience qu'il a acquise à l'Hôtel-Dieu, me paroissent suffisantes pour justifier le titre de cet Ecrit, & mériter la confiance du public. Je n'y ai rien trouvé qui doive en empêcher l'impression. A Paris le 1er juillet 1784.

FERRAND, censeur Royal,

La permission du Sceau est du 4 août 1784, & l'enregistrement du 7 n°. 3, fol. 146 du registre **XXII.**

9 782019 286736